BEI GRIN MACHT SICH IHR WISSEN BEZAHLT

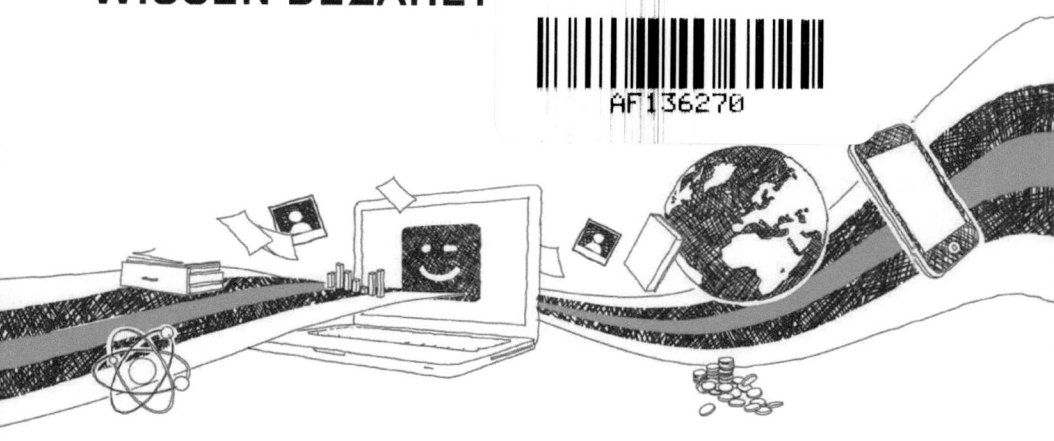

- Wir veröffentlichen Ihre Hausarbeit, Bachelor- und Masterarbeit

- Ihr eigenes eBook und Buch - weltweit in allen wichtigen Shops

- Verdienen Sie an jedem Verkauf

Jetzt bei www.GRIN.com hochladen und kostenlos publizieren

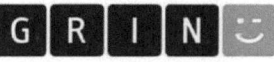

Tobias Munko

Gesundheitsförderung der Krankenkassen. Ein Beitrag zur Reduzierung der sozialen Ungleichheit von Gesundheitschancen?

GRIN Verlag

Bibliografische Information der Deutschen Nationalbibliothek:

Die Deutsche Bibliothek verzeichnet diese Publikation in der Deutschen Nationa-
bibliografie; detaillierte bibliografische Daten sind im Internet über http://dnb.d-
nb.de/ abrufbar.

Impressum:

Copyright © 2014 GRIN Verlag GmbH
Druck und Bindung: Books on Demand GmbH, Norderstedt Germany
ISBN: 978-3-656-95668-6

Dieses Buch bei GRIN:

http://www.grin.com/de/e-book/299276/gesundheitsfoerderung-der-krankenkassen-
ein-beitrag-zur-reduzierung-der

GRIN - Your knowledge has value

Der GRIN Verlag publiziert seit 1998 wissenschaftliche Arbeiten von Studenten, Hochschullehrern und anderen Akademikern als eBook und gedrucktes Buch. Die Verlagswebsite www.grin.com ist die ideale Plattform zur Veröffentlichung von Hausarbeiten, Abschlussarbeiten, wissenschaftlichen Aufsätzen, Dissertationen und Fachbüchern.

Besuchen Sie uns im Internet:

http://www.grin.com/

http://www.facebook.com/grincom

http://www.twitter.com/grin_com

Universität Bielefeld
Fakultät für Gesundheitswissenschaften
Wintersemester 2013/2014

Gesundheitsförderung durch Krankenkassen:
Ein Beitrag zur Reduzierung der
sozialen Ungleichheit von Gesundheitschancen?

Abschlussarbeit
im Rahmen des Moduls 5
Gesundheitspolitik und Gesundheitssysteme

Tobias Munko

I

Inhaltsverzeichnis

I. Abbildungsverzeichnis

II. Tabellenverzeichnis

III. Abkürzungsverzeichnis

Abb.	Abbildung
Abs.	Absatz
bzw.	beziehungsweise
ca.	circa
d. h.	das heißt
ebd.	ebenda
e. V.	eingetragener Verein
et al.	et alia
GG	Grundgesetz
Hrsg.	Herausgeber
ggf.	gegebenenfalls
MDS	Medizinischer Dienst des Spitzenverbandes Bund der Krankenkassen e.V.
S.	Seite
s.	siehe
vgl.	vergleiche
z. B.	zum Beispiel

1. Einleitung

Schon im Grundgesetz heißt es in Artikel 2 *„Jeder hat das Recht auf Leben und kör-perliche Unversehrtheit"* (Absatz 2, GG) und weiterführend in Artikel 3 *„Niemand darf wegen seines Geschlechtes, seiner Abstammung, seiner Rasse, seiner Sprache, seiner Heimat und Herkunft, seines Glaubens, seiner religiösen oder politischen An-schauungen benachteiligt oder bevorzugt werden. Niemand darf wegen seiner Be-hinderung benachteiligt werden"* (Absatz 3, GG). Dies gilt auch in Bezug auf gesund-heitliche Verhältnisse. Es ist seit langer Zeit hinreichend bekannt, dass soziale Un-gleichheit zu gesundheitlicher Ungleichheit führt (Richter und Hurrelmann 2009), was die Frage nach der gesundheitlichen Chancengleichheit aufwirft. Weiterhin ist es an-gesichts des demografischen Wandels und der damit einhergehenden steigenden Ausgaben bei den sich verschärfenden Einnahmenentwicklungen im Interesse aller, die Gesundheit der bestehenden und nachfolgenden Generationen der Bevölkerung Deutschlands möglichst zu erhalten oder wiederherzustellen, um potenzielle Ge-sundheitsausgaben zu vermeiden. Um ein solches Ziel umsetzen zu können, bedarf es der Befähigung von Individuen und Bevölkerungsgruppen, sich selbst um die ei-gene Gesundheit kümmern zu können und gleichzeitig die in der Umgebung dafür notwendigen Verhältnisse zu schaffen.

Die Fragestellung, ob die Gesundheitsförderungsmaßnahmen der Krankenkassen einen Beitrag zur Reduzierung der sozialen Ungleichheit von Gesundheitschancen leisten, ist in dem Zuge nicht einfach nur mit Ja oder Nein zu beantworten. Ziel dieser Arbeit ist es daher, den Zusammenhang zwischen sozialer und gesundheitlicher Un-gleichheit sowie den Maßnahmen der Gesundheitsförderung durch die Krankenkas-sen herauszustellen und deren Dokumentation zu untersuchen. Dies soll mittels der Präventionsberichte, die seit dem Jahr 2001 zur Dokumentation und Bewertung durch den Medizinischen Dienst des Spitzenverbandes Bund der Krankenkassen e.V. geführt werden, geschehen. Es erscheint sinnvoll, sich den Verlauf der Doku-mentation genauer anzusehen, um Trendentwicklungen der letzten Jahre mit einzu-beziehen und ggf. singuläre Auffälligkeiten in einem einzigen Berichtsjahr ausschlie-ßen zu können.

In Kapitel 2 wird zunächst ein Einblick in den Stand der Forschung von sozialer und gesundheitlicher Ungleichheit gegeben und anschließend auf den Auftrag der Krankenkassen zur Gesundheitsförderung eingegangen. Im nachfolgenden dritten Kapitel werden dann die Präventionsberichte des Medizinischen Dienstes des Spitzenverbandes Bund der Krankenkassen e.V. näher betrachtet sowie die Ergebnisse der Betrachtung der Wirksamkeit der Bemühungen, spezifische Zielgruppen zu erreichen, und der Ansätze der Gesundheitsförderungsmaßnahmen beschrieben.

Kapitel 4 diskutiert die Ergebnisse aus Kapitel 3 in Bezug zu dem aktuellen Forschungsstand zu sozialer und gesundheitlicher Ungleichheit. Abschließend werden in Kapitel 5 eine kurze Schlussfolgerung gezogen und Handlungsempfehlungen ausgesprochen.

2. Stand der Forschung und Gesundheitsförderung der Krankenkassen

In diesem Kapitel soll zunächst grundlegend beschrieben werden, was soziale Ungleichheit ist und wie diese entsteht, was soziale Ungleichheit mit gesundheitlicher Ungleichheit zu tun hat und wie der Auftrag der Gesundheitsförderung durch die Krankenkassen diese Ungleichheiten beeinflussen soll.

2.1. Soziale und gesundheitliche Ungleichheit

Unter sozialer Ungleichheit wird die unterschiedliche Verteilung von knappen Ressourcen und Möglichkeiten auf einzelne Gesellschaftsgruppen verstanden (Siegrist 2005).

Soziale Ungleichheit ist im Wesentlichen in zwei Dimensionen unterscheidbar: eine horizontale und eine vertikale Dimension. Unter der horizontalen Dimension werden Faktoren wie Alter, Geschlecht, aber auch Glaube und kulturelle Herkunft verstanden. Die für die Betrachtung in Deutschland wichtigere Dimension ist die vertikale, bestehend aus Bildung, Beruf und Einkommen, der sogenannten meritokratischen Triade, die in der traditionellen Betrachtung von sozialen Ungleichheiten im Mittelpunkt steht (Siegrist 2005, Hurrelmann 2010).

Obwohl sich die Gesundheit der Bevölkerung im letzten Jahrhundert insgesamt durch abnehmende Epidemien, abnehmende Hungersnöte, eine verbesserte hygienische Situation und medizinischen Fortschritt verbessert hat, stellt sich jedoch zunehmend heraus, dass sich die gesundheitlichen Chancen sozial benachteiligter Personen langsamer zum Positiven verändern als diejenigen sozial besser gestellter (Richter & Hurrelmann 2009). *„Personen mit einer niedrigen Bildung, beruflichen Stellung oder einem niedrigen Einkommen sterben in der Regel früher und leiden in ihrem ohnehin schon kürzeren Leben auch häufiger an gesundheitlichen Beeinträchtigungen. Dies führt zu erheblichen Unterschieden in der Anzahl von Jahren, die Angehörige unterschiedlicher sozioökonomischen Gruppen erwarten können in guter Gesundheit zu verbringen"* (Richter & Hurrelmann 2009, S.13). Betrachtet man die soziale Ungleichheit der vertikalen Dimension genauer, so zeigt sich, dass

o   in allen Ländern, in denen Untersuchungen erfolgt sind, die Lebenserwartung und somit die frühe Sterblichkeit ungleich verteilt sind,

o   starke Ungleichheiten auch in Bezug auf Erkrankungen festzustellen sind,

o   die Sterblichkeit dabei geringer und die Lebenserwartung höher sind, je höher der sozioökonomische Status ist und umgekehrt,

o   eine Vergrößerung der Ungleichheit der Sterblichkeit in den letzten Jahren stattgefunden hat, wohingegen die Unterschiede in der Morbidität konstant geblieben zu sein scheinen (Richter & Hurrelmann 2009).

Laut Richter und Hurrelmann (2009) ist die Evidenz gesundheitlicher Ungleichheit und der Zusammenhang mit dem unterschiedlichen sozioökonomischen Status, also der sozialen Ungleichheit, schon lange hinreichend gesichert, was zunehmend zu der Frage nach den Ursachen dieser Zusammenhänge führt.

Hinsichtlich dieser Frage existieren derzeit fünf Erklärungsansätze, die zu gesundheitlicher Ungleichheit führen können. Zu diesen Erklärungsansätzen zählen der materielle, der kulturell-verhaltensbezogene, der psychosoziale sowie der neo-materielle Ansatz, dazu auch die Lebenslaufperspektive. Alle Ansätze sind in Tabelle 1 ausführlicher dargestellt.

Tabelle 1: Erklärungsansätze für die Beziehung zwischen sozialer Ungleichheit und Gesundheit

Erklärungsansatz	Einflüsse
Materielle	Individuelle Ressourcen bestimmen die Exposition gegenüber gesundheitsschädlichen Einflüssen aus der Umwelt (z. B. gesundheitsschädliche Arbeit oder die Qualität der Wohnung).
Kulturell-verhaltensbezogene	Unterschiede in Überzeugungen, Normen und Werten erhöhen die Wahrscheinlichkeit, dass Individuen aus unteren sozioökonomischen Statusgruppen z. B. häufiger Rauchen, Alkohol trinken und körperlich inaktiv sind.
Psychosoziale	Status, Kontrolle und soziale Unterstützung in der Arbeitswelt oder im Privaten, aber auch die Balance zwischen beruflichem Aufwand und Belohnung beeinflussen die Gesundheit direkt über ihre Wirkung auf Körperfunktionen oder indirekt über die Ausübung gesundheitsriskanten Verhaltens.
Lebenslaufperspektive	Ereignisse und Prozesse, die vor der Geburt beginnen und sich in der Kindheit fortsetzen, beeinflussen die (körperliche) Gesundheit und die Fähigkeit, Gesundheit zu erhalten. Gesundheit und soziale Lage beeinflussen sich gegenseitig über die Zeit.
Neo-materielle	Politische Prozesse und die Verteilung von Macht und Einfluss auf gesellschaftlicher Ebene beeinflussen die Beschaffung gesundheitsrelevanter Angebote, der Qualität der physikalischen Umwelt und der Qualität sozialer Beziehungen.

Quelle: Modifiziert nach Richter & Hurrelmann (2009), S. 25.

Abschließend seien grundsätzlich die drei verschiedenen Bedingungsfaktoren für den Gesundheitsstatus einer Bevölkerung im Allgemeinen kurz aufgeführt (Abb. 1). Die erste Faktorgruppe benennt die personalen Faktoren, wozu z. B. die genetische Disposition gehört. Die zweite Gruppe enthält Verhaltensfaktoren, z. B. die individuellen Aktivitäten oder das Essverhalten einzelner Individuen. Die letzte Gruppe besteht aus den Verhältnisfaktoren, wozu z. B. die wirtschaftliche, Bildungs- und Gesundheitssystemsituation gehören (Hurrelmann 2010). Die Gesundheitschancen von Individuen werden dabei von diesen drei Faktorengruppen gebildet. Die Faktoren stellen somit positive oder negative Grundbedingungen für die Chancen von Gesundheit oder Krankheit von Menschen dar (Hurrelmann 2010).

4

Abbildung 1: Bedingungsfaktoren für den Gesundheitsstatus der Bevölkerung

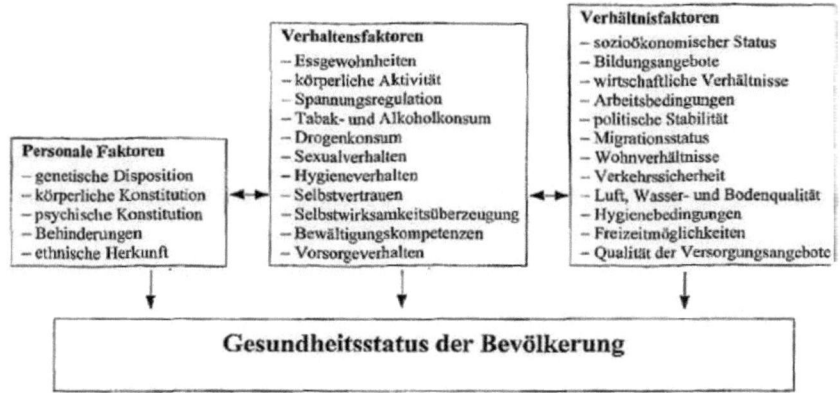

Quelle: Modifiziert nach Hurrelmann (2010), S. 22.

2.2. Was ist Gesundheitsförderung und der Auftrag der Krankenkassen?

Nachdem im vorangegangenen Kapitel die sozial ungleiche Verteilung von Gesundheitschancen, deren Erklärungsansätze und verschiedene Grundfaktoren für Gesundheit und Krankheit kurz dargestellt worden sind, soll an dieser Stelle dargelegt werden, was unter Gesundheitsförderung zu verstehen ist und auf welcher Grundlage die Gesundheitsförderung durch die Krankenkassen beruht.

Die WHO definiert Gesundheitsförderung 1986 in der Ottawa-Charta folgendermaßen: „*Gesundheitsförderung zielt auf einen Prozess, allen Menschen ein höheres Maß an Selbstbestimmung über ihre Gesundheit zu ermöglichen und sie damit zur Stärkung ihrer Gesundheit zu befähigen. Um ein umfassendes körperliches, seelisches und soziales Wohlbefinden zu erlangen, ist es notwendig, dass sowohl einzelne als auch Gruppen ihre Bedürfnisse befriedigen, ihre Wünsche und Hoffnungen wahrnehmen und verwirklichen sowie ihre Umwelt meistern bzw. verändern können*" (S. 1). Es geht also um das Empowerment einzelner Individuen und Bevölkerungsgruppen, die eigene Gesundheit selbst besser beeinflussen zu können, wobei auf die individuelle Verhaltenskomponente als auch auf die Verhältniskomponente eingegangen wird.

Seit dem Jahr 2000 sind Prävention und Selbsthilfe wieder in erweiterter und verbindlicher Form im SGB V in § 20 festgeschrieben. Dort heißt es: *„Die Krankenkasse soll in der Satzung Leistungen zur primären Prävention vorsehen [...]. Leistungen zur Primärprävention sollen den allgemeinen Gesundheitszustand verbessern und insbesondere einen Beitrag zur Verminderung sozial bedingter Ungleichheit von Gesundheitschancen erbringen"* (§ 20 Abs. 1 SGB V). Weiterhin heißt es, dass die Kassen seit 2006 verpflichtet sind, mindestens 2,74 € für jeden ihrer Versicherten für den Bereich Prävention und Selbsthilfe auszugeben. Für welche Maßnahmen diese Mittel ausgegeben werden und wie viele Personen mit diesen Maßnahmen der Gesundheitsförderung durch die Krankenkassen direkt oder indirekt erreicht werden, das wird seit 2001 im Präventionsbericht des Medizinischen Dienstes des Spitzenverbandes Bund der Krankenkassen e.V., nachfolgend als MDS bezeichnet, dokumentiert. Diese Präventionsberichte sollen im nachfolgenden Kapitel eingehender betrachtet und der Umfang der Erreichung der Ziele und die Ansätze untersucht werden.

3. Betrachtung und Ergebnisse der Präventionsberichte des Medizinischen Dienstes des Spitzenverbandes Bund der Krankenkassen e.V.

Die Präventionsberichte sind als Dokumentationsberichte zu verstehen und erheben keine Daten über die Wirksamkeit von Präventionsmaßnahmen. Sie sollen ferner Defizite und bestehende Potenziale aufzeigen helfen (MDS 2002). Die Dokumentation, die erfolgt, bezieht sich dabei auf die Art der Leistungen der Krankenkassen in der Primärprävention und betrieblichen Gesundheitsförderung, auf die Zielgruppen, die erreicht werden, und auf die Partner, mit welchen die Krankenkassen zusammenarbeiten (MDS 2002, MDS 2013). Die Art der Leistungen wird durch den Leitfaden der GKV Spitzenverbände bestimmt (MDS 2002).

Betrachtet man die Präventionsberichte für die Berichtsjahre 2001 bis 2012 nun genauer, so zeigt die Dokumentation, dass in dem gesamten Zeitraum von Beginn an zwei Ansätze von den Krankenkassen verfolgt wurden: der individuelle Ansatz und der Setting-Ansatz. Ein dritter Ansatzpunkt ist die betriebliche Gesundheitsförderung, die eine Sonderform des Setting-Ansatzes darstellt (MDS 2002, MDS 2003, MDS

2004, MDS 2005, MDS 2007, MDS 2008a, MDS 2008b, MDS 2009, MDS 2010, MDS 2012a, MDS 2012b, MDS 2013).

Der individuelle Ansatz zielt auf die Verhaltensänderung des Einzelnen ab mit speziellen Angeboten, z. B. Kursen oder Seminaren. Dieser Ansatz ist demnach verhaltensorientiert (ebd.). Mit dem Setting-Ansatz sollen vor allem spezifische Zielgruppen in ihren jeweiligen Lebensräumen (Settings) erreicht werden, wobei es Ziel ist, unter der aktiven Partizipation der Betroffenen, sowohl die Betroffenen selbst zu befähigen als auch die Verhältnisse des Settings zu verändern (ebd.). Weiterhin heißt es im Präventionsbericht für das Berichtsjahr 2001: *„Dort werden insbesondere mehr sozial Benachteiligte erreicht, die ansonsten eher selten an Kursen oder Seminaren mit gesundheitsbezogenen Themen teilnehmen, obwohl deren Bedarf an Gesundheitsförderung besonders hoch ist"* (MDS 2002, S. 7). Der Setting-Ansatz setzt also sowohl verhältnis- als auch verhaltensorientiert an. Für den Bereich der betrieblichen Gesundheitsförderung gilt grundsätzlich das Gleiche (ebd.).

Die Datengrundlage der Präventionsberichte wird beim Setting-Ansatz und der betrieblichen Gesundheitsförderung durch eigens entwickelte Dokumentationsbögen gegeben und umfasst die Themenkomplexe *Allgemeine Daten (wie z. B. Setting oder Branche), Schwerpunktmäßige Zielgruppe, Kooperationspartner, Koordination, Steuerung, Bedarfsmitteilung, Gesundheitszirkel, Intervention und Erfolgskontrolle* (MDS 2002, MDS 2013).

Die Datengrundlage für den individuellen Ansatz ist durch die EDV gestützte Erfassung der Krankenkassen pro Teilnehmer möglich und umfasst die Aspekte *Bewegung, Ernährung, Stressreduktion und Entspannung, Umgang mit Genuss- und Suchtmitteln, Leistungserbringer* sowie *Geschlecht und Alter der Teilnehmer* (ebd.).

Eine Analyse aller oben aufgeführten Unterkategorien der drei Maßnahmenbereiche würde den Rahmen dieser Arbeit deutlich sprengen, weswegen sich im Folgenden vor allem auf das Erreichen von einzelnen Individuen und spezifischen Personengruppen konzentriert werden soll.

In Abbildung 2 ist zunächst die Entwicklung der Teilnehmerzahlen an Maßnahmen des individuellen Ansatzes von 2001 bis 2012 aufgeführt. Die Daten für den Zeitraum 2000 bis 2001 fehlen, da die Erhebung dieser Daten erst ab dem Jahr 2001 stattgefunden hat.

Abbildung 2: Entwicklung der Teilnehmerzahlen an Maßnahmen des individuellen Ansatzes von 2001 bis 2012

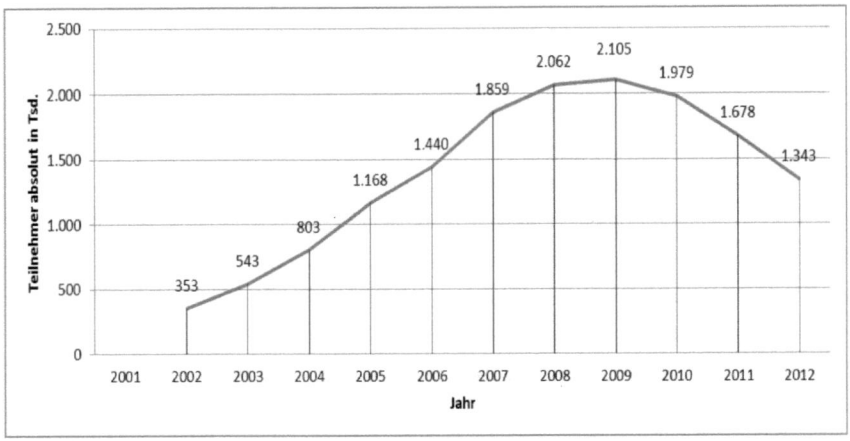

Quelle: Eigene Darstellung auf Datengrundlage des MDS (s. Anhang, Tab. 2)

Es ist deutlich zu erkennen, dass die Teilnehmerzahlen an Maßnahmen des individuellen Ansatzes bis zum Jahr 2009 kontinuierlich von ca. 353.000 bis auf ca. 2.1 Millionen teilnehmende Personen ansteigen. Von 2009 bis 2012 sind sinkende Teilnehmerzahlen zu beobachten, die sich durch den Beschluss der Kassen erklären lassen könnten, die Kursförderung *„auf maximal zwei Kurse pro Versichertem und Kalenderjahr"* (MDS 2012a, S.14) zu reduzieren, um eine möglichst breite Wirksamkeit des Angebots zu erzielen. Die angeführten Zahlen beziehen sich auf die Teilnehmer selbst, also direkt erreichte Personen des Angebots, wohingegen die Zahlen der Personen, die durch nichtbetriebliche Settings und betriebliche Gesundheitsförderung erreicht wurden, geschätzte Werte sind, die sowohl die direkt erreichten (also teilnehmenden Personen) als auch die indirekt erreichten Personen (z. B. Familienangehörige) umfassen.

Direkt und indirekt erreichte Personen werden erst seit dem Berichtsjahr 2004 getrennt erfasst, weshalb in Abb. 3 sowohl die zusammengefassten Zahlen als auch die direkten erreichten Personen ab 2004 abgebildet werden. Ähnlich wie bei den Daten des individuellen Ansatzes, sind erst Zahlen ab 2002 erfasst worden. Lediglich die

Rücklaufquote der Dokumentationsbögen wurde seit dem Berichtsjahr 2001 erfasst, diese soll jedoch hier keine weitere Rolle spielen.

Abbildung 3: Nichtbetrieblicher Setting-Ansatz - gesamt und direkt erreichte Personen von 2002 bis 2012

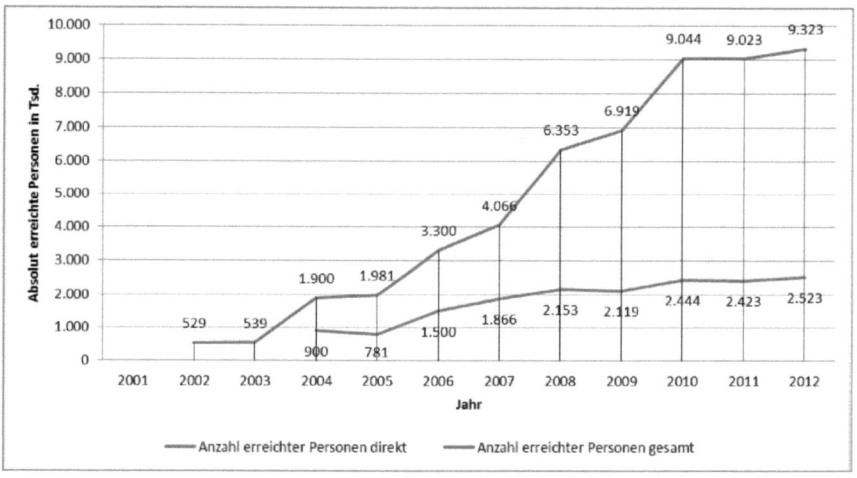

Quelle: Eigene Darstellung auf Datengrundlage des MDS (s. Anhang, Tab. 3)

Auch für die Gesundheitsförderungsmaßnahmen in nichtbetrieblichen Settings ist ein deutlicher Anstieg der erreichten Personen insgesamt zu beobachten. Die direkt erreichten Personen sind von 2004 bis 2012 von 900 Tsd. auf ca. 2,5 Millionen angestiegen. Betrachtet man die geschätzten Personen, die insgesamt erreicht wurden, also direkt und indirekt erreichte Personen, ist sogar ein Anstieg von 529 Tsd. Personen in 2002 auf 9,3 Millionen erreichte Personen in 2012 zu verzeichnen.

Betrachtet man zuletzt noch die erreichten Personen durch Maßnahmen der betrieblichen Gesundheitsförderung in Abb. 4, so lässt sich ebenfalls ein Anstieg sowohl der direkten als auch der gesamt durch die Maßnahmen erreichten Personen feststellen. Seit Beginn der Dokumentation im Berichtsjahr 2002 haben sich die gesamt erreichten Personen bis ins Jahr 2012 etwas mehr als verdoppelt. Gleiches gilt für die direkt erreichten Personen von 2004 bis 2012. Der Ausreißer der gesamt erreichten Personen im Jahre 2006 scheint lediglich durch einen Schätzfehler der indirekt erreichten Personen zustande gekommen zu sein.

Abbildung 4: Betriebliche Gesundheitsförderung - gesamt und direkt erreichte Personen von 2002 bis 2012

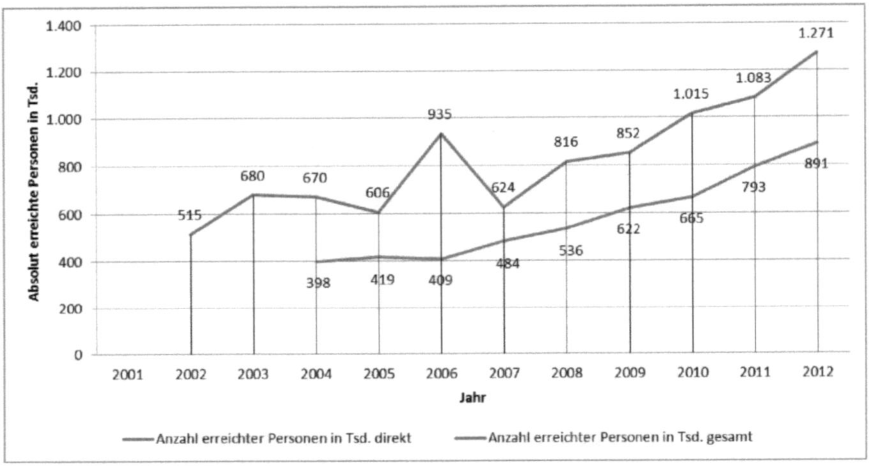

Quelle: Eigene Darstellung auf Datengrundlage des MDS (s. Anhang, Tab. 4)

Nachdem deutlich zu erkennen ist, dass die Gesundheitsförderungsmaßnahmen der Krankenkassen seit Beginn der Dokumentation in allen drei Bereichen stetig zunehmend mehr Menschen erreicht haben, soll im Folgenden betrachtet werden, welche individuellen Maßnahmen am häufigsten genutzt wurden und in welchen Settings bzw. welchen Branchen Maßnahmen durchgeführt wurden.

Bei den Inanspruchnahmen von Maßnahmen des individuellen Ansatzes ist in Abb. 5 deutlich zu erkennen, dass bewegungsfördernde Maßnahmen seit Beginn der Aufzeichnung den Hauptanteil ausmachen, gefolgt von Ernährungsmaßnahmen und Stressprävention. Maßnahmen zu Umgang mit Genuss- und Suchtmitteln hingegen liegen im gesamten Betrachtungszeitraum unter einem Prozent. Anfangs wurde der Indikator des Härtefallkriteriums mit erfasst, um einen Hinweis auf die Erreichung sozial schwacher Personen zu bekommen. Dieser Indikator wurde jedoch seit 2004 gestrichen und durch keinen weiteren ersetzt, sodass man in den Jahren ab 2004 bis

2012 keine Aussagen mehr über die soziale Ungleichheit treffen kann. So wird jedoch in der Dokumentation von 2004 erwähnt: *„Die Dokumentationen der Berichtsjahre 2002 und 2003 bestätigten bislang die allgemeine Erkenntnis, dass diese An-
gebote von Menschen aus sozial schlechteren Verhältnissen unterproportional in Anspruch genommen wurden"* (MDS 2005, S.13).

Abbildung 5: Inanspruchnahme des individuellen Ansatzes nach Handlungsfeldern in Prozent

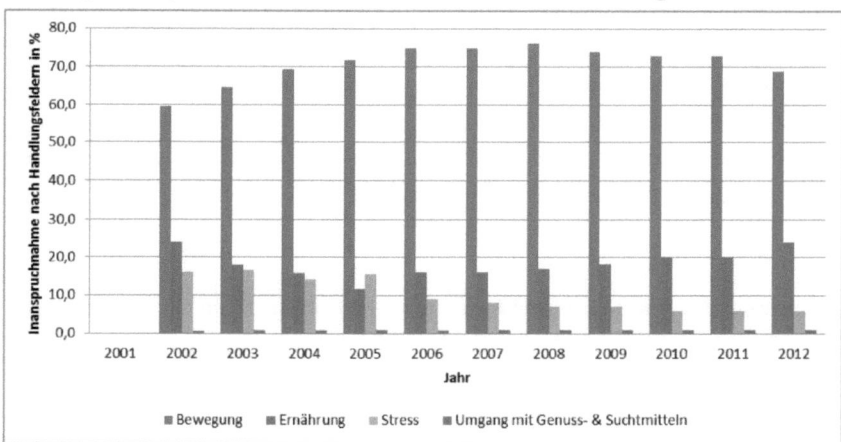

Quelle: Eigene Darstellung auf Datengrundlage des MDS (s. Anhang, Tab. 5)

Bei der Betrachtung der nichtbetrieblichen Settings, in denen Maßnahmen durchgeführt wurden, ist es schwierig, diese Betrachtungen grafisch zu erfassen, da zu Beginn der Dokumentation lediglich die Rücklaufquote der Dokumentationsbögen auf-
gezeichnet wurde. Im späteren Verlauf wurden dann die Anzahl der Settings und da-
nach die erreichten Personen, unterteilt in direkt und indirekt erreichte, erfasst. Es ist
daher nur möglich, einen Trend aufzuzeigen, der die Verteilung der Maßnahmen pro
Berichtsjahr angeht. Man kann also lediglich ersehen, wie sich die Maßnahmen auf
die Settings verteilen, also den prozentualen Anteil an z. B. schulischen oder familiä-
ren Settings pro Berichtsjahr. Generell finden sich in den Berichtsjahren dieselben
Settings wieder, dabei handelt es sich um Kindergärten und -tagesstätten, alle Schulformen (Grund-, Real-, Haupt-, Sonder-, Gesamtschule, Gymnasium und Berufs-
schule), Hochschulen als gesonderte Bildungsform, Stadtteile bzw. Orte, Institution für
spezifische Bevölkerungsgruppen, Altenheime, Krankenhäuser und andere Settings,

11

wie z. B. Vereine und Selbsthilfegruppen (MDS 2002, MDS 2004, MDS 2008b, MDS 2010, MDS 2013). Vergleicht man nun die Schwerpunkte der Settings über den Betrachtungszeitraum hinweg, so fällt auf, dass eine Verlagerung stattgefunden hat. Nahmen zu Beginn bis 2003 hauptsächlich Berufsschulen den Hauptanteil an Settings ein, so wurden diese 2004 durch das Setting der Grundschulen abgelöst. Auch alle anderen Settings gewannen bis 2004 an Zuwachs, wozu vor allem die Kindergärten und Kindertagesstätten zählten. Für das Berichtsjahr 2007 sind Grundschulen mit einem Anteil von 21 %, Kindergärten und –tagesstätten mit 21 % und Berufsschulen mit 20 % an allen Settings vertreten. 2008 teilen sich Kindergärten und – tagesstätten und Grundschulen bereits den Anteil von 60 % an allen Settings und 2010 nehmen die beiden Settings bereits 71 % ein, wovon 53 % auf Kindergärten und Kindertagesstätten entfallen. Für das Jahr 2012 sehen die Zahlen ähnlich aus (ebd.).

Es zeigt sich also eine Trendentwicklung: weg von Berufsschulen hin zu Grundschulen und zu Kindergärten und Kindertagesstätten. Zwar schwanken die Anteile der anderen Settings, erreichen jedoch nur vereinzelt und zeitweilig Anteile von über 10 %. Das deutet darauf hin, dass die Krankenkassen den Hauptanteil ihrer Maßnahmen auf die frühe Bildung und Verhaltensänderung von jungen Generationen konzentrieren. Settings wie Stadtteile, Altenheime, Krankenhäuser und Schulformen wie Haupt- und Sonderschulen werden hingegen mit einem verschwindend geringen Anteil berücksichtigt. Dabei sind es gerade diese Settings, in denen die Chance bestünde, sozial schwache Mitglieder der Gesellschaft abzufangen und deren gesundheitliche Chancen zu erhöhen.

Schaut man sich zuletzt noch die Branchenverteilung in Abb. 6 an, so werden ca. 40 % der Maßnahmen zu betrieblicher Gesundheitsförderung im verarbeitenden Gewerbe durchgeführt. Die Verteilung hat sich im Laufe des Betrachtungszeitraums nicht wesentlich verändert und unterlag nur vereinzelt Schwankungen, weshalb in Abb.6 nur die Jahre 2010 bis 2012 exemplarisch dargestellt sind. Weiterhin wurde im Präventionsbericht 2013 festgestellt: *„Von den erreichten Betrieben wiesen 4 % einen hohen Anteil an ungelernten Arbeitern auf, d. h., mindestens 20 % der Beschäftigten einschließlich der Auszubildenden hatten keine abgeschlossene Berufsausbil-*

dung" (MDS 2013, S.35). Bei der betrieblichen Gesundheitsförderung zeigt sich also, dass sozial Schwache zumindest zu einem geringen Prozentsatz erreicht wurden, wenn man den Berufsstatus als Indikator nimmt.

Abbildung 6: Anteil der Branchen an betrieblichen Gesundheitsförderungsmaßnahmen exemplarisch für die Jahre 2010 bis 2012

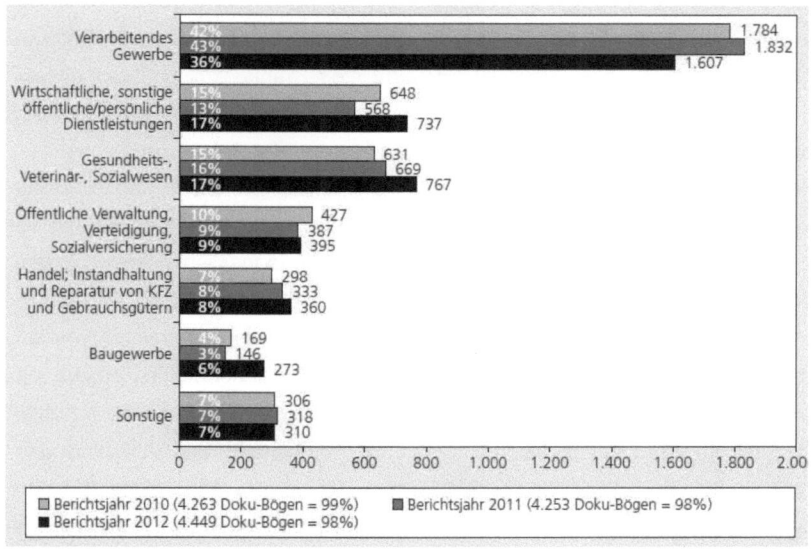

Quelle: MDS (2013), S.35

Zusammenfassend lässt sich also sagen, dass die Krankenkassen ihrem Auftrag zur Förderung der Gesundheit nachkommen. Diesbezüglich zeigt sich ein deutlicher Aufwärtstrend über die Berichtsjahre 2001 bis 2012, was die direkten und indirekt erreichten Personen angeht. Dieser Trend ist ebenfalls in allen drei Ansätzen, also dem individuellen, dem nichtbetrieblichen und dem betrieblichen Setting-Ansatz zu beobachten. Weiterhin zeigt sich im nichtbetrieblichen Setting-Ansatz eine Verschiebung hin zur frühen Gesundheitsförderung und zum Empowerment der nachfolgenden Generationen, deren Erfolge sich durch das Momentum des demografischen Wandels vermutlich erst in einigen Jahren zeigen werden. Inwiefern die hier dargestellten Ergebnisse der Gesundheitsförderungsmaßnahmen der Krankenkassen einen Beitrag zur Reduzierung der sozialen Ungleichheit von Gesundheitschancen leisten, soll im Folgenden Kapitel 4 in Bezug zu Kapitel 2 diskutiert werden.

4. Diskussion

Im vorherigen Kapitel wurde bereits deutlich, dass die Krankenkassen einen wertvollen und umfassenden Beitrag zur Gesundheitsförderung im Sinne der Definition der WHO leisten (vgl. Kapitel 2.2.). Darüber hinaus konnte ebenfalls durch die Betrachtung der Präventionsberichte gezeigt werden, dass die Krankenkassen ihrem gesetzlichen Auftrag nachkommen, Leistungen der primären Prävention zu erbringen und darüber potenziell den allgemeinen Gesundheitszustand der Bevölkerung zu verbessern. An dieser Stelle soll jedoch aufgrund der Ergebnisse des dritten Kapitels diskutiert werden, ob die Krankenkassen mit ihren Maßnahmen auch einen Beitrag zur Verringerung sozial bedingter Ungleichheiten von Gesundheitschancen erbringen, wie dies in § 20 Abs. 1 SGB V festgeschrieben wurde (vgl. Kapitel 2.2.).

Dafür soll zunächst die Herangehensweise der Krankenkassen betrachtet werden. Wie mehrfach erwähnt wurde, wird von den Krankenkassen der Setting-Ansatz (betrieblich und nichtbetrieblich) und der individuelle Ansatz verfolgt, womit die in Kapitel 2.1. dargestellten Bedingungsfaktoren (personale-, Verhaltens- und Verhältnisfaktoren) für Gesundheit und Krankheit generell abgedeckt werden. An personalen Faktoren, wie ethischer Herkunft oder genetischer Disposition, kann die Solidargemeinschaft nichts ändern, jedoch können Verhaltens- und Verhältnisfaktoren von Dritten beeinflusst werden, womit die bereits von Rosenbrock und Gerlinger (2006) dargestellten Ebenen der Prävention, also die Verhältnis- und Verhaltensprävention, abgedeckt werden.

Nimmt man die in Tabelle 1 aufgezeigten Erklärungsansätze für Entstehung von sozial ungleich verteilten Gesundheitschancen hinzu, kann man annehmen, dass die Ansätze der Krankenkassen keinen direkten Einfluss auf materielle Ressourcen der erreichten Personen haben, weshalb die Ansätze der Krankenkasse den Bereich der Erklärungsansätze nicht abdecken.

Für den Bereich des kulturell-verhaltensbezogenen Erklärungsansatzes kann durchaus gemutmaßt werden, dass über den nichtbetrieblichen Setting-Ansatz in Stadtteilen, Orten oder Schulformen wie Sonder- und Hauptschulen ein gewisser Erfolg zu erwarten ist, jedoch machen genau diese Settings mit der wahrscheinlich höchsten

14

Chance, sozial schwache Bevölkerungsgruppen mit einzubeziehen, einen sehr geringen Anteil an den Maßnahmen der Krankassen aus.

Auch der psychosoziale Erklärungsansatz wird mit den individuellen Ansätzen als auch Setting-Ansätzen der Krankenkassen verfolgt, da sie in unterschiedlicher Gewichtung zumindest eine Form von sozialer Unterstützung gewährleisten und auch ein gewisses Maß an Kontrolle über das Empowerment einzelner Individuen ermöglichen.

Die Lebenslaufperspektive wird durch die frühe Gesundheitsförderung der Kassen in den Settings der Kindergärten, und -tagesstätten und Grundschulen angesprochen.

Der neo-materielle Erklärungsansatz wird höchstens über das Empowerment der Individuen geringfügig beeinflusst und ist eher eine Aufgabe für politische Neuordnungen.

Die Krankenkassen erfüllen also grundsätzlich ihren Auftrag der Prävention in Bezug auf viele vermutete Ursachen von sozial ungleich verteilten Gesundheitschancen. Die individuellen Maßnahmen jedoch werden hauptsächlich *„von Versicherten in Anspruch genommen, die etwas für ihre Gesundheit tun wollen, also bereits über ein gewisses Gesundheitsbewusstein und eine entsprechende Motivation verfügen"* (MDS 2004 S.10). Der Setting-Ansatz hingegen wirkt auf die Lebenswelten der Versicherten ein und kann *„auf diese Weise [...] Menschen erreichen, die von sich aus keine präventiven Kursangebote aufsuchen würden – häufig auch dann nicht, wenn bereits Gesundheitsrisiken (wie z. B. Übergewicht, Rauchen, Bluthochdruck) vorliegen und deren Gesundheitschancen erhöhen. Zu Personen, die individuelle Kursangebote eher selten aufsuchen, zählen Menschen mit niedrigem Einkommen samt Familienangehörigen und – wie die Ergebnisse zum Individuellen Ansatz zeigen – männliche, jugendliche Personen sowie Personen ab 60 Jahre"* (MDS 2004 S.10). Wie jedoch zuvor schon erwähnt, werden Settings, die diese Personen aufgreifen würden, nicht sehr stark angesprochen. Mit Maßnahmen im Setting der betrieblichen Gesundheitsförderung wird, sofern sie im Berufsleben stehen, zumindest ein Teil der jugendlichen und männlichen Personen angesprochen, was jedoch nicht in Zahlen ausgedrückt werden kann, da schärfere Indikatoren wie Einkommen, Ausbildung und Berufsstand nicht explizit erhoben werden. Dies ist zum einen nicht realistisch umsetzbar und könnte zum anderen zur Stigmatisierung spezifischer Gruppen beitragen (MDS 2003, MDS 2004). Ein weiteres Problem an dieser Stelle sind die verhältnismäßig geringen Erwerbstätigenzahlen. So erwähnen Lenhardt und Rosenbrock (2010), dass im Jahr 2008 gerade mal knapp 40 Millionen Personen erwerbstätig waren. Damit kann potenziell gerade einmal die Hälfte der Bevölkerung Deutschlands über betriebliche Gesundheitsförderung direkt erreicht werden. Allerdings arbeitet im Durchschnitt *„jeder dieser Menschen wöchentlich knapp 36 Stunden und verbringt damit an normalen Werktagen etwa 40 % seiner wachen Zeit «auf Arbeit»"* (Lenhardt & Rosenbrock 2010, S. 324), was wiederum ein großes Potenzial aufwirft, die Menschen wirklich zu erreichen.

Bedenkt man jedoch die nicht arbeitende Bevölkerung, also z. B. alte Menschen und Bevölkerungsgruppen mit Migrationshintergrund, die keine Kinder oder Enkelkinder oder auch einfach die Motivation nicht haben, an ihrem Gesundheitsstatus etwas zu verändern, dann sind diese Menschen nur über den nichtbetrieblichen Setting-Ansatz erreichbar. Wie aber schon mehrfach erwähnt wurde, sind genau die Settings, die solche Menschen ansprechen würden, unterrepräsentiert. Außerdem sind die existierenden Gesundheitsförderungs- und Präventionsstrategien hauptsächlich auf die Änderung individuellen Verhaltens ausgelegt (Richter & Hurrelmann 2009).

Damit kann gesagt werden, dass die Krankenkassen generell einen großen Beitrag zur Gesundheitsförderung leisten, jedoch vermutlich nur einen sehr geringen Teil dazu beitragen, sozial ungleich verteilte Gesundheitschancen abzubauen. Potenziell könnte der Beitrag der Kassen aufgrund des nichtbetrieblichen Setting-Ansatzes durch eine Erweiterung der Prioritäten der Settings wesentlich erhöht werden. Ein Großteil der Problematik der sozial ungleichen Verteilung von Gesundheitschancen ist jedoch verhältnisbasiert und kann von den Krankenkassen gar nicht gelöst werden, z. B. das Problem der prekären Arbeitssituationen, der Globalisierung oder der Modernisierung, was häufig mit Statusinkonsistenzen einhergeht und sich damit existenziell auf die finanzielle Situation und damit auf die meritokratische Triade der Bevölkerung auswirkt (Siegrist 2005, Richter & Hurrelmann 2009). Weiterhin berichten Richter und Hurrelmann (2009): *„So wäre es wichtig, finanzielle, kulturelle und son-*

16

stige Barrieren zu beseitigen, die einen gerechten Zugang zu Bildungsmöglichkeiten verhindern, da bei der momentanen Arbeitsmarktlage ohne eine gute Schul- und Berufsqualifikation nur schlechte Chancen auf einen Arbeitsplatz und damit auch für ein „ausreichendes" Einkommen bestehen" (S. 28).

5. Schlussfolgerung

Wie im vorherigen Kapitel bereits erwähnt, lässt sich die Schlussfolgerung ziehen, dass die Krankenkassen keinen wesentlichen Beitrag zur Reduzierung sozial ungleich verteilter Gesundheitschancen leisten und somit ihrer in § 20 des SGB V festgeschriebenen Verpflichtung nur zum Teil nachkommen, indem sie die Gesundheitsförderung auf die gesamte Bevölkerung ausrichten. Dadurch kann sich der Gesundheitsstatus der Bevölkerung zwar insgesamt verbessern, also gewissermaßen ein Fahrstuhleffekt erreicht werden, nicht aber der soziale Gradient abgemildert werden. Es konnte aber auch gezeigt werden, dass vor allem der nichtbetriebliche Setting-Ansatz durchaus das Potenzial besitzt, einen Beitrag zur Reduzierung sozial ungleich verteilter Gesundheitschancen zu leisten.

Für die Praxis kann man daher die Empfehlung aussprechen, sich mit den Settings noch einmal genauer auseinanderzusetzen und ggf. die Prioritäten zu verschieben bzw. zu erweitern, vor allem in Richtung stadtteil- bzw. ortsbezogener Maßnahmen und Schulsettings, wie die der Sonder- und Hauptschulen, jedoch auch Altenheime und Krankenhäuser.

In der Forschung empfiehlt es sich, weiterhin die *„Determinanten und Mechanismen gesundheitlicher Ungleichheiten"* (Richter & Hurrelmann 2009, S.15) genauer zu untersuchen, da in dieser Hinsicht viele Fragen bisher ungeklärt bleiben (Richter & Hurrelmann 2009). Das ist schon deshalb notwendig, um exaktere Ansatzmöglichkeiten für die Praxis bieten zu können.

Auf politischer Ebene sollten die Aktivitäten in Richtung frei zugänglicher Bildung, Arbeitnehmerrechte und Einkommenssicherheit zielen, um vor allem auf den aktuellen Grundindikator der meritokratischen Triade, also Bildung, beruflicher Status und Einkommen, einwirken zu können. Dazu sollte auch dem Zustand zunehmender prekärer Arbeitssituation entgegengewirkt werden.

6. Anhang

Tabelle 2: Individueller Ansatz – gemeldete Kursteilnahmen in Tausend

Berichtsjahr	Individueller Ansatz
	Gemeldete Kursteilnahmen in Tsd.
2001	-
2002	353
2003	543
2004	803
2005	1.168
2006	1.440
2007	1.859
2008	2.062
2009	2.105
2010	1.979
2011	1.678
2012	1.343

Quelle: Eigene Darstellung nach MDS (2004; 2005; 2007; 2008b; 2010; 2013)

Tabelle 3: Nichtbetrieblicher Setting-Ansatz - Anzahl erreichter Personen

Berichtsjahr	Nichtbetrieblicher Setting-Ansatz		
	Anzahl erreichter Personen in Tsd. direkt	Anzahl erreichter Personen in Tsd. indirekt	Anzahl erreichter Personen in Tsd. gesamt
2001	-	-	-
2002	-	-	529
2003	-	-	539
2004	900	1.000.000	1.900
2005	781	1.200.000	1.981
2006	1.500	1.800.000	3.300
2007	1.866	2.200.000	4.066
2008	2.153	4.200.000	6.353
2009	2.119	4.800.000	6.919
2010	2.444	6.600.000	9.044
2011	2.423	6.600.000	9.023
2012	2.523	6.800.000	9.323

Quelle: Eigene Darstellung nach MDS (2004; 2005; 2007; 2008b; 2010; 2013)

Tabelle 4: Betriebliche Gesundheitsförderung - Anzahl erreichter Personen

Betriebliche Gesundheitsförderung			
Berichtsjahr	Anzahl erreichter Personen in Tsd. direkt	Anzahl erreichter Personen in Tsd. indirekt	Anzahl erreichter Personen in Tsd. gesamt
2001	-	-	-
2002	-	-	515
2003	-	-	680
2004	398	272	670
2005	419	187	606
2006	409	526	935
2007	484	140	624
2008	536	280	816
2009	622	230	852
2010	665	350	1.015
2011	793	290	1.083
2012	891	380	1.271

Quelle: Eigene Darstellung nach MDS (2004; 2005; 2007; 2008b; 2010; 2013)

Tabelle 5: Inanspruchnahme des individuellen Ansatzes nach Handlungsfeldern in Prozent

Berichtsjahr	Inanspruchnahme des individuellen Ansatzes nach Handlungsfeldern in Prozent			
	Bewegung	Ernährung	Stress	Umgang mit Genuss- & Suchtmitteln
2001	-	-	-	-
2002	59,5	24,0	16,0	0,5
2003	64,7	17,9	16,6	0,8
2004	69,4	15,7	14,1	0,8
2005	71,8	11,7	15,6	0,9
2006	75,0	16,0	9,0	0,8
2007	75,0	16,0	8,0	1,0
2008	76,0	17,0	7,0	1,0
2009	74,0	18,0	7,0	1,0
2010	73,0	20,0	6,0	1,0
2011	73,0	20,0	6,0	1,0
2012	69,0	24,0	6,0	1,0

Quelle: Eigene Darstellung nach MDS (2008b; 2010; 2013)

Literatur

Grundgesetz (GG) (1949):

Grundgesetz für die Bundesrepublik Deutschland, BGBL, 1949, Teil 1: 1.

Hurrelmann, K. (2010):

Gesundheitssoziologie. Eine Einführung in sozialwissenschaftliche Theorien von Krankheitsprävention und Gesundheitsförderung, 7. Auflage, Weinheim et al.: Juventa.

Hurrelmann, K./ Klotz, T./ Haisch, J. (Hrsg.)(2010):

Lehrbuch Prävention und Gesundheitsförderung. 3. vollständig überarbeitete und erweiterte Auflage, Bern: Hans Huber.

Lenhardt, U./ Rosenbrock, R. (2010):

Prävention und Gesundheitsförderung am Arbeitsplatz, in: Hurrelmann, K./ Klotz, T./ Haisch, J. (Hrsg.)(2010): Lehrbuch Prävention und Gesundheitsförderung. 3. vollständig überarbeitete und erweiterte Auflage, Bern: Hans Huber, S. 324-335.

Medizinischer Dienst des Spitzenverbandes Bund der Krankenkassen e.V. (MDS)(Hrsg.)(2013):

Präventionsbericht 2013. Leistungen der gesetzlichen Krankenversicherung: Primärprävention und betriebliche Gesundheitsförderung. Berichtsjahr 2012, Korschenbroich: Medizinischer Dienst des Spitzenverbandes Bund der Krankenkassen e.V.

MDS (Hrsg.)(2012a):

Präventionsbericht 2012. Leistungen der gesetzlichen Krankenversicherung: Primärprävention und betriebliche Gesundheitsförderung. Berichtsjahr 2011, Korschenbroich: MDS.

MDS (Hrsg.)(2012b):
Präventionsbericht 2011. Leistungen der gesetzlichen Krankenversicherung: Primärprävention und betriebliche Gesundheitsförderung. Berichtsjahr 2010, Düsseldorf: MDS.

MDS (Hrsg.)(2010):
Präventionsbericht 2010. Leistungen der gesetzlichen Krankenversicherung: Primärprävention und betriebliche Gesundheitsförderung. Berichtsjahr 2009, Düsseldorf: MDS.

MDS (Hrsg.)(2009):
Präventionsbericht 2009. Leistungen der gesetzlichen Krankenversicherung: Primärprävention und betriebliche Gesundheitsförderung. Berichtsjahr 2008, Düsseldorf: MDS.

MDS (Hrsg.)(2008a):
Präventionsbericht 2008. Leistungen der gesetzlichen Krankenversicherung in der Primärprävention und betriebliche Gesundheitsförderung. Berichtsjahr 2007, Düsseldorf: MDS.

MDS (Hrsg.)(2008b):
Präventionsbericht 2007. Leistungen der gesetzlichen Krankenversicherung in der Primärprävention und betriebliche Gesundheitsförderung. Berichtsjahr 2006, Köln: MDS.

MDS (Hrsg.)(2007):
Dokumentation 2005. Leistungen der gesetzlichen Krankenversicherung in der Primärprävention und betriebliche Gesundheitsförderung, Köln: MDS.

MDS (Hrsg.)(2005):
Dokumentation 2004. Leistungen der Gesetzlichen Krankenversicherung in der Primärprävention und betrieblichen Gesundheitsförderung gemäß § 20 Abs. 1 und 2 SGB V, Essen: MDS.

MDS (Hrsg.)(2004):

Dokumentation 2003. Leistungen der Primärprävention und der betrieblichen Gesundheitsförderung gemäß § 20 Abs. 1 und 2 SGB V, Essen: MDS.

MDS (Hrsg.)(2003):

Dokumentation 2002. Leistungen der Primärprävention und der betrieblichen Gesundheitsförderung gemäß § 20 Abs. 1 und 2 SGB V, Essen: MDS.

MDS (Hrsg.)(2002):

Dokumentation 2001. Leistungen der Primärprävention und der betrieblichen Gesundheitsförderung gemäß § 20 Abs. 1 und 2 SGB V, Essen: MDS.

Rosenbrock, R./ Gerlinger, T. (2014):

Gesundheitspolitik. Eine systematische Einführung, 3., vollständig überarbeitete Auflage, Bern: Hans Huber.

Richter, M./ Hurrelmann, K. (Hrsg.) (2009):

Gesundheitliche Ungleichheit. Grundlagen, Probleme, perspektiven. 2., aktualisierte Auflage, Wiesbaden: VS Verlag für Sozialwissenschaften.

Richter, M./ Hurrelmann, K. (2009):

Gesundheitliche Ungleichheit: Ausgangsfragen und Herausforderungen, in: Richter, M./ Hurrelmann, K. (Hrsg.) (2009): Gesundheitliche Ungleichheit. Grundlagen, Probleme, perspektiven. 2., aktualisierte Auflage, Wiesbaden: VS Verlag für Sozialwissenschaften, S. 13-33.

Sozialgesetzbuch Fünftes Buch (SGB V) (2013):

Gesetzliche Krankenversicherung, BGBL, 2013, Teil 1: 868.

Siegrist, J. (2005):

Medizinische Soziologie, 6., neu bearbeitete und erweiterte Auflage, München et al.: Urban und Fischer.

WHO (1986):

Ottawa-Charta zur Gesundheitsförderung, URL:
http://www.euro.who.int/__data/assets/pdf_file/0006/129534/Ottawa_Charter_G.pdf
[Stand: 14.02.204].